DU

TRAITEMENT DU CANCER

SANS OPÉRATION

DES ULCÈRES REBELLES, DES AFFECTIONS CHRONIQUES DE LA PEAU

CELLES DE LA FACE EN PARTICULIER

Par la Méthode du Docteur CABARET

Consultations à sa Maison de Santé, quai du Hallage, 16,
à Billancourt (près paris), de 9 heures à midi.

PARIS

Anc. Mon BÉNARD. — Imp. SERINGE Frères

2, place du Caire, 2

1864

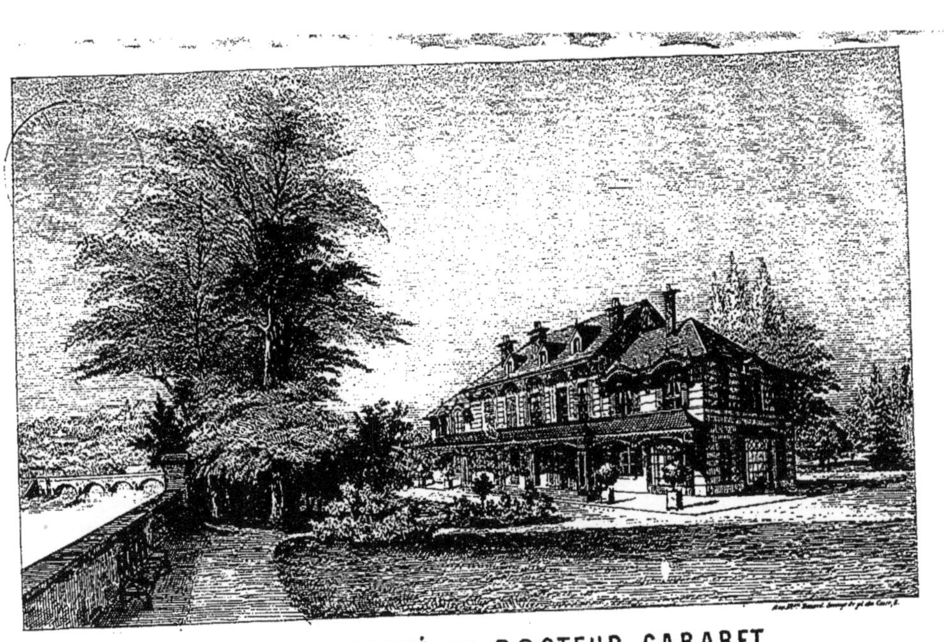

MAISON DE SANTÉ DU DOCTEUR CABARET,
à BILLANCOURT, BOULOGNE, (Seine)
16, Quai du Hallage.
1864

DU
TRAITEMENT DU CANCER

SANS OPÉRATION

DES ULCÈRES REBELLES, DES AFFECTIONS CHRONIQUES DE LA PEAU

CELLES DE LA FACE EN PARTICULIER

Par la Méthode du Docteur CABARET

———— ✶ ————

Consultations à sa Maison de Santé, quai du Hallage, 16,
à Billancourt (près paris) de neuf heures à midi.

———— ✶ ————

PARIS

Anc. Mon BÉNARD. — Imp. SERINGE Frères
2, place du Caire, 2

—

1804

AVANT-PROPOS

La spécialité en médecine est une création du siècle ;
comme toutes les idées nouvelles, elle a beaucoup à lutter.
Il est cependant logique qu'un homme, après toutes les
études qui le font médecin, deviendra plus habile à traiter
un genre de maladies s'il concentre tout son travail sur cette
partie de son art.

Les ennemis de la spécialité médicale prétendent que le
spécialiste néglige les symptômes généraux : c'est une erreur.
Il n'arriverait pas à son but, c'est-à-dire à la guérison, s'il
agissait ainsi. Il ne serait pas médecin, s'il oubliait aussi
qu'il ne faut négliger ni les antécédents, ni les indications
que le praticien doit tirer de certains tempéraments. Pour
nous qui avons vu des célébrités médicales d'une faiblesse
incroyable sur certaines maladies, nous désirons que beaucoup
de médecins consciencieux s'attachent au traitement spécial
des affections chroniques : on verrait alors guérir un grand
nombre de malades dits incurables.

Citons un exemple qui nous est personnel. Depuis quinze
ans environ, j'avais presque complétement perdu l'ouïe du
côté gauche ; la perte de l'audition du côté droit était venue
compliquer depuis quinze mois cette position déjà si fâ-

cheuse. Après avoir épuisé tous les moyens que mes connais-
sances médicales pouvaient me suggérer, je consultai plusieurs sommités scientifiques ; leurs conseils furent scru-
puleusement suivis sans résultat. Ma position s'aggravait
toujours, lorsque la réputation de M. le docteur Deleau arriva
jusqu'à moi. Ce spécialiste distingué posa en quelques minutes
le diagnostic le plus précis.

Enfin, après un traitement de deux mois, j'ai retrouvé l'ouïe,
même du côté gauche, perdu depuis quinze ans.

Aujourd'hui, je me croirais coupable en traitant une
affection de l'oreille que je ne pourrais guérir et qui céderait
en peu de temps aux moyens spéciaux de notre savant
confrère.

Il n'y a donc pas lieu de s'étonner des succès que j'obtiens
dans le traitement du cancer : depuis plusieurs années, je
m'occupe spécialement de cette maladie.

DU CANCER

Je n'entreprendrai pas ici la description du cancer. Avec les opinions des auteurs sur cette maladie, je ferais des volumes, qui ne jetteraient pas une lumière bien vive sur cette question encore si obscure.

Notre but est de mettre en garde les personnes étrangères à la médecine contre une maladie, toujours très-grave, et qui débute par les symptômes les moins alarmants.

Il faut craindre une tumeur, quel que soit son volume, lorsqu'elle augmente lentement et qu'elle est le siége de douleurs lancinantes.

Une femme qui ressent dans les lombes ou le bas-ventre des douleurs plus ou moins violentes et qui constate un écoulement anormal, doit immédiatement consulter son médecin qui, s'il connaît son devoir, exigera l'examen de l'organe malade.

C'est surtout au début que le cancer peut être attaqué avec succès.

DES MOYENS EMPLOYÉS CONTRE LE CANCER

De tous temps le cancer a fait le désespoir de la médecine. On a épuisé contre cette maladie à peu près l'arsenal thérapeutique, on a préconisé tour à tour à l'intérieur la ciguë, la belladone, l'aconit, la digitale, l'opium, le fer, l'iode, l'arsenic, les sels de cuivre, de baryte, etc., etc. Tous ces médicaments ont été tour à tour prônés et abandonnés, aujourd'hui on a à peu près renoncé au traitement général.

Si les moyens généraux ont toujours été impuissants, les topiques ont dans quelques cas, (rares il est vrai) donné des guérisons.

Ces moyens topiques sont : La compression. — Les résolutifs ou fondants. — Les révulsifs et les antiphlogistiques. —
L'opération.

Examinons les avantages et les inconvénients de ces diffé-
rents moyens.

La compression : Vers 1829 Récamier fit un grand nombre
d'expériences par la compression ; il obtint quelques résultats
sinon complets au moins très-sensibles. Depuis plusieurs
années des chirurgiens, qui firent un usage fréquent de ce
moyen, disent avoir obtenu des guérisons remarquables.

Dans notre pratique, nous avons essayé la compression sur
plusieurs tumeurs squirrheuses, nous n'avons pas obtenu la
résolution et nous avons vu dans quelques cas de tumeurs peu
volumineuses mais profondes, la sensibilité s'exalter et le mal
faire de rapides progrès.

Nous avons donc abandonné la compression comme traitement résolutif, tout en la conservant comme un moyen très-
précieux pour la cicatrisation de certaines plaies.

Les résolutifs ou fondants : Nous avons essayé jadis tous
les fondants du *Code..* sans résultat. Nous sommes autorisé à
croire que les résolutifs connus ne peuvent rien contre le
cancer.

Les révulsifs et les antiphlogistiques : Si ces moyens rendent
parfois quelques services comme adjuvants, on ne peut les
compter au nombre des moyens curatifs.

L'opération par l'instrument tranchant : Pour les chirurgiens de nos jours, l'extirpation du cancer est la seule chance
de guérison. Encore faut-il pour cela que la tumeur ne soit
ni trop volumineuse ni adhérente et que la maladie soit locale.
C'est aussi l'avis de Boyer. Il est incontestable que c'est le
moyen qui a le plus de succès, quoique quatre-vingt-dix fois
sur cent, l'opération soit suivie de récidive.

Pourquoi cette récidive ? Parce que le bistouri, en enle-
vant le mal, n'a pas la propriété de déterminer dans les tissus
environnants un travail modificateur qui enlève à ces tissus
le germe du mal.

La récidive n'est pas le seul inconvénient de l'opération.
Sans parler de la frayeur du malade à la vue de l'instrument,
je citerai le tétanos, l'érysipèle traumatique, l'hémorrhagie
qui ôte les forces pour lutter contre une maladie tendant à se
généraliser, enfin tous les accidents qui peuvent arriver à la
suite des grandes opérations.

Découragé par l'emploi sans succès de ces divers moyens, l'homme de l'art abandonne la lutte, et laisse l'humanité aux prises avec une maladie qui ne fait qu'augmenter le nombre de ses victimes. On dit alors : le cancer est incurable. Non, le cancer n'est pas incurable, si on l'attaque en temps opportun. Je dis *temps opportun*, parce que je n'ai pas la prétention de guérir lorsque le mal a atteint des organes essentiels ou lorsque le malade se trouve dans le marasme. Je dirai plus, car je veux être sincère : il est certains individus chez lesquels le cancer a pris une marche si rapide qu'il m'a été impossible d'en arrêter les progrès effrayants. Je n'ai donc pas de prétention à l'infaillibilité; je veux seulement établir qu'aucun moyen, jusqu'à ce jour, n'a donné des résultats comparables aux miens et que, consulté en temps opportun, je rencontrerai peu de cas incurables.

Il m'est difficile, impossible même, d'assigner des limites à l'opportunité. Tel malade opéré plusieurs fois sera curable, qu'un autre, moins malade en apparence, sera incurable. Il y a, pour moi, dans ce cas des indications dans le tempérament, dans les antécédents, enfin dans tous les signes sur lesquels le médecin observateur base un pronostic.

DE NOTRE TRAITEMENT SPÉCIAL

Nous employons dans le traitement du cancer deux espèces d'agents, suivant le degré du mal, sa nature, etc. Ces agents sont ou résolutifs ou destructeurs.

Lorsque nous sommes consulté pour une tumeur squirreuse, non ulcérée, adhérente ou roulante, nous obtenons, avec notre médication résolutive, les résultats les plus remarquables. Les mêmes moyens nous sont encore d'un grand secours pour les tumeurs ulcérées d'un volume considérable que nous parvenons souvent à diminuer avant de les détruire.

Quelques observations feront mieux comprendre la puissance de ma méthode, car, selon moi, rien n'est concluant comme un fait.

Première Observation.

Mme X..., d'Englencourt (Aisne), portait, depuis plusieurs années, au sein gauche, une tumeur bosselée, dure, du volume d'un œuf de poule. Cette tumeur, qui avait succédé à l'allaitement, était le siége de douleurs lancinantes. Mon traitement résolutif fit disparaître cette tumeur en quelques semaines.

Deuxième Observation.

Mme Henri, grainetière, rue de Miroménil, 47, à Paris, me consulta pour une tumeur du sein gauche, du volume d'un gros œuf de pigeon. Cette tumeur resta neuf ans stationnaire et indolente, puis devint le siége de douleurs lancinantes qui obligèrent la malade à consulter plusieurs grands chirurgiens.

Le résultat de ces consultations fut le conseil d'extirper la tumeur. C'est alors que Mme Henri vint me voir.

Après trente jours de traitement cette tumeur avait disparu. Depuis trois mois que je n'ai revu cette dame, je suis autorisé à croire que la guérison se maintient.

Troisième Observation.

Mme Catherine Chorat, 35 ans, cuisinière, à Auteuil, rue du Chemin de fer, n° 22, chez M. Chérot, ingénieur de l'isthme de Suez, vint à ma consultation le 26 avril 1864 pour une tumeur du sein gauche ayant plusieurs années d'existence. Cette tumeur, d'un volume énorme, à base très-large, était adhérente à la peau, le mamelon enfoncé, enfin on remarquait au-dessous de ce dernier, un commencement d'ulcération. Cet état déjà si grave était compliqué par l'hypertrophie des ganglions axillaires. Plusieurs praticiens recommandables reconnurent l'amputation impossible et déclarèrent cette malade vouée à une mort rapide. Ce fut dans ces tristes conditions que je conseillai mes résolutifs.

Aujourd'hui, 10 août, la tumeur est diminuée des trois quarts ainsi que les ganglions de l'aisselle sans que cette malade ait souffert.

Je cite ce cas non comme un exemple de guérison, puisque le temps ne m'a pas permis de l'obtenir encore, mais pour donner une idée de la puissance de mes moyens. Je continue le même traitement jusqu'à ce que j'emploie mes agents destructeurs. En présence de tels résultats, on comprend ce que je puis au début du cancer.

Quatrième Observation.

Mme Lecoq, âgée de 29 ans, de Mesnil-Saint-Denis (Seine-

et-Oise), après avoir vu plusieurs médecins qui lui con-
seillaient l'amputation du sein, vint à ma consultation le 9
mai 1864.

Cette dame présentait au sein gauche une tumeur du
volume d'un œuf de poule. Mon traitement résolutif fit disparaître cette tumeur en moins d'un mois, sans douleur ni
cessation de travail.

Depuis trois mois, je n'ai pas revu la malade, ce qui
m'autorise à penser que la guérison se maintient.

Cinquième Observation.

Mme Registe, rue de la Plaine, n° 5, aux Ternes, à Paris,
vint nous consulter le 15 juin 1864. Cette malade s'était pré-
sentée à la consultation de l'hôpital de la Charité le 25 avril
1864 pour une tumeur squirreuse du sein droit, dont le
début remonte à 6 ans.

Le chirurgien lui conseilla l'opération et lui fit remettre un
billet d'admission d'urgence à l'hôpital. Nous possédons ce
billet que nous conservons. Notre malade, effrayée par cette
opération, attendit jusqu'au 15 juin, jour où elle vint nous
consulter. Elle fut soumise à notre traitement résolutif : le
25 juin, la tumeur avait diminué de moitié et, le 5 juillet, elle
avait complétement disparu.

Cette guérison nous paraît surtout intéressante, parce qu'on
ne peut mettre en doute le caractère de cette tumeur, le
diagnostic ayant été posé par un de nos maîtres dont le savoir
est si justement reconnu.

Sixième Observation.

Mme Latourte, à Étampes (Seine-et-Oise), rue Basse, vint
nous consulter dans les premiers jours d'avril 1864. Le sein
gauche, d'un volume considérable, était très-dur, bosselé,
livide ; une plaie longue et étroite, secrétant un pus abondant
et fétide, s'étendait de la partie moyenne de la tumeur
jusque sous le bras ; l'épaule tuméfiée n'avait conservé que
quelques mouvements, enfin l'œdème s'étendait jusqu'à la
partie inférieure de l'omoplate. Cette région était très-
douloureuse. Le sein droit était aussi le siège de douleurs
lancinantes ; il était hypertrophié, dur, mais sans changement
de couleur à la peau.

Nous avouerons qu'en présence de tels symptômes nous

fûmes effrayé. L'espoir de soulager cette infortunée nous fit mettre en usage notre traitement résolutif, car une affection incurable et tout à fait indépendante de celle qui nous occupe rendait toute guérison impossible.

En quelques jours les mouvements de l'épaule étaient plus faciles ; le 10 juillet, le sein droit était revenu à l'état normal et le côté gauche dans des conditions relativement satisfaisantes.

Malheureusement, une émotion morale très-vive compliqua la position déjà si grave de Mme Latourte, qui est morte quelque temps plus tard.

Cette malade n'a pas succombé au cancer, mais, comme nous l'avons dit plus haut, à une affection ancienne et tout à fait indépendante.

Nous citons ce cas pour faire comprendre l'efficacité de notre méthode, même dans des cas désespérés.

Septième Observation.

Vers le 10 mai 1864, je fus appelé rue des Poirées, n° 1, à Paris, chez M. Allart, employé à la Sorbonne. Je trouvai Mme Allart dans les conditions les plus fâcheuses.

Le sein gauche tuméfié présentait une plaie large en haut, étroite en bas, mais très-profonde dans cette dernière partie ; le tour de cette plaie était dur. L'épaule et l'aisselle tuméfiées, douloureuses. Le côté gauche du thorax, était couvert de tubercules livides, durs et très-sensibles. Une hémorrhagie qui s'était déclarée dans le courant d'avril avait amené une grande faiblesse ; l'appétit était nul, enfin cette triste position était compliquée encore par une névralgie sciatique. Un mois après le début du traitement, Mme Allart se levait, l'appétit avait reparu et la plaie était assez améliorée pour me donner l'espoir de la guérison.

Aujourd'hui, 16 août, la malade est dans ma maison de santé et je travaille à la cicatrisation de cette vaste plaie.

Je pourrais parler encore d'un grand nombre de cures obtenues par mon traitement résolutif, mais ces quelques observations doivent suffire à prouver la puissance de ma méthode.

Il arrive trop souvent que les malades viennent réclamer mes soins pour des tumeurs ulcérées, adhérentes, et dans des conditions telles que mes résolutifs sont impuissants, alors j'emploie *mes agents destructeurs.*

Je n'entrerai ici dans aucuns détails sur la puissance de mes destructeurs. Qu'il me suffise de dire que j'ai prouvé leur supériorité et qu'ils possèdent, entre autres avantages, celui de ne provoquer que des douleurs très-supportables.

Tristes victimes du cancer, vous qui craignez quelques souffrances, qui vous conduiraient à la guérison, sachez que ce mal ne pardonne pas et qu'il conduit toujours au tombeau, avec des douleurs d'autant plus terribles qu'elles sont sans espoir.

Jusqu'alors, je n'ai pas vu de récidive dans les cas que j'ai attaqués comme franchement curables. Si, dans quelques autres, le succès n'a pas été complet, j'ai toujours constaté que le service rendu était de beaucoup supérieur à celui que l'on peut attendre des moyens connus.

Sans prétendre avoir trouvé l'antidote du cancer, je crois posséder aussi un traitement général très-énergique et indispensable à la cure des affections cancéreuses.

Citons quelques observations qui, pour les plus sceptiques, doivent être remarquables.

Première Observation.

M. V' Bury, cultivateur à Wignehies (Nord), âgé de 63 ans, né d'un père mort d'un cancer de la face, portait sur le sommet de la tête une tumeur cancéreuse ulcérée, du volume d'un œuf de pigeon. Cette tumeur fut enlevée par ma méthode sans que M. Bury ait perdu une heure de travail. Depuis cinq années, la guérison ne s'est pas démentie.

Deuxième Observation.

Mme Calzin, de Voharies (Aisne), vint réclamer mes soins vers le mois de janvier 1863 pour une tumeur du volume du poingt d'un adulte, siégeant dans le sein gauche. Cette tumeur squirrheuse fut en partie fondue par mes résolutifs, puis enlevée par mes agents destructeurs. Cette malade, âgée et d'une constitution débile, supporta très-bien le traitement et rien, jusqu'à ce jour, ne nous a appris qu'il y ait eu récidive.

Troisième Observation.

Mme Lacaille, de Champlin (Ardennes), vint à ma consultation dans le courant de mai 1862, pour un cancer du sein gauche. Déjà opérée deux fois par M. le Dr Soye, d'Aubenton (Aisne), aidé d'un confrère, cette dame était dans une extrême inquiétude en présence d'une troisième opération conseillée, et, selon moi, difficile, sinon impossible, puisqu'il fallait enlever le mal sur l'intercostal interne. Les ganglions de l'aisselle du même côté étaient hypertrophiés, et la malade présentait cette teinte jaune paille, signe caractéristique de la diathèse cancéreuse. Mme Lacaille fut soumise à mon traitement, et le 15 juin la guérison était complète : la teinte jaune paille avait disparu. Depuis, cette guérison s'est maintenue, et, à part quelques douleurs rhumatismales, Mme Lacaille jouit d'une santé parfaite.

Je pense qu'il ne faut pas beaucoup de guérisons de cette nature pour faire croire à la supériorité de ma méthode sur l'opération. Les malveillants ne pourraient même, dans ce cas, invoquer l'exécution incomplète des règles de l'art, ces opérations ayant été faites par un chirurgien distingué.

Quatrième Observation.

Magnan, valet de charrue à Froidemont-Cohartille (Aisne), vint à ma consultation vers le mois d'octobre 1862, pour un affreux cancer de la lèvre inférieure et du menton. Jugeant le cas trop grave, je ne l'entrepris pas.

Deux mois après, ce malheureux vint de nouveau me supplier de mettre en œuvre toute la puissance de mes moyens pour essayer de le guérir. « Puisque je suis destiné à mourir de ce cancer, que puis-je risquer, » me dit-il ? Après six semaines de traitement, je fus trop heureux de renvoyer Magnan à sa famille et de le renvoyer complétement guéri.

Cinquième Observation.

Notre confrère, M. le Dr Picard, de Franconville (Seine-et-Oise), nous fit demander, dans le courant de mars 1864, pour sa dame, atteinte d'un cancer du sein droit. Nous trouvâmes la malade dans l'état suivant : maigreur extrême, appétit presque nul. Le sein droit présentait une plaie de 10 centimètres de haut sur 15 de large. Au niveau du bord inférieur du grand pectoral, près de l'aisselle, existait un clapier surmonté d'un bord épais de consistance lardacée et laissant échapper une suppuration *sui generis* d'une fétidité repoussante. Les ganglions de l'aisselle n'étaient pas malades. Après quarante jours de traitement, M. le Dr Picard écrivait au Directeur du *Petit journal* la lettre suivante :

« M. le Directeur,

« Ma femme septuagénaire était atteinte, depuis deux ans,
« d'un cancer du sein droit, reconnu incurable, non seulement
« par moi, mais encore par plusieurs sommités scientifiques
« parisiennes. M. le docteur Cabaret a fait sur ma femme l'ap-
« plication de sa méthode de traitement du cancer sans opéra-
« tion. Après quarante jours de traitement, l'amélioration est
« telle que, pour moi, la guérison est certaine. Je voudrais
« faire connaître au monde entier la puissance des moyens
« employés et parfaitement supportés par une malade âgée
« et sensible. Je vous prie, M. le Directeur, dans l'intérêt de
« l'humanité, de vouloir bien insérer cette lettre dans votre
« plus prochain numéro.

« Recevez, etc.

« Dr PICARD, de Franconville. »

Aujourd'hui le cancer est complétement détruit, mais il existe toujours une plaie que Mme Picard ne nous a pas encore permis de complétement cicatriser. Nous nous expliquons cette négligence chez une personne privée de sortir depuis deux ans et qui, aujourd'hui, peut se permettre les voyages. Nous attendons qu'il plaise à notre intéressante malade de se soumettre à notre traitement pour terminer cette cure que nous sommes certain d'obtenir.

Sixième Observation.

M. Sauvage, jardinier-fleuriste, chemin des Plantes, 9, Montrouge-Paris, vint réclamer l'application de ma méthode pour un fongus de la lèvre inférieure qui prenait d'effrayantes proportions. Cette tumeur considérable fut détruite en fort peu de temps, et la cicatrice est presque invisible.

Septième Observation.

Mme Josse, de Mondrepuis (Aisne), était atteinte d'un cancer de la jambe droite. Cette jambe, œdématiée depuis plusieurs années, présentait vers les deux tiers inférieurs une plaie très-large, très-profonde, à bords irréguliers.

Des sommités chirurgicales consultées ne laissaient d'autre espoir que l'amputation. Mme Josse fut guérie, par ma méthode en un mois environ. Depuis quatre ans, la cicatrice est assez solide pour permettre à cette dame de faire plusieurs lieues de pied. Cette observation est très-remarquable, car il faut des moyens bien puissants pour obtenir une cicatrisation durable dans des tissus œdématiés.

Huitième Observation.

M. Bertaux, propriétaire à Fourmies (Nord), vint réclamer mes soins dans le courant de l'année 1860 pour une tumeur cancéreuse de la paupière supérieure qui l'inquiétait beaucoup, sa mère étant morte d'un cancer de la face.

Cette tumeur fut enlevée sans compromettre l'épaisseur de la paupière ; la cicatrice est presque invisible.

Cette observation prouve que mes destructeurs peuvent être employés avec la plus grande précision.

Je regrette que les convenances s'opposent à ce que je cite des guérisons de maladies graves de la matrice.

J'ai parlé jusqu'ici de cas curables pour moi, mais là ne s'arrêtent pas les services que je puis rendre.

Lorsque le mal a fait des ravages irréparables, qu'une odeur fétide *sui generis* se dégage de vastes plaies, que le malade devient à charge à ses plus dévoués, que d'atroces souffrances lui rendent la vie insupportable, je fais disparaître l'odeur infecte, je calme la douleur, enfin je retarde les progrès du mal.

Je ne terminerai pas ce travail sans dire quelques mots des ulcères chroniques de la jambe.

Beaucoup de personnes, atteintes de cette affection, hésitent à se soumettre à un traitement curatif, craignant de voir naître dans d'autres organes une affection plus grave que celle qu'on aurait guérie.

Il pourrait en être ainsi dans le cas où le malade ne suivrait pas un traitement général approprié; mais, je dois le dire, j'ai guéri un grand nombre d'ulcères de la jambe ou d'autres parties du corps sans jamais avoir eu à regretter ces guérisons.

DES AFFECTIONS CHRONIQUES DE LA PEAU
CELLES DE LA FACE EN PARTICULIER

Depuis longtemps je m'occupais du cancer, lorsqu'un certain nombre de malades, atteints d'affections incurables de la peau, vinrent me consulter ; je fus assez heureux pour obtenir quelques résultats remarquables. Citons des exemples qui prouvent que, pour ces maladies comme pour le cancer, la science n'a pas dit son dernier mot.

Première Observation.

Mme Lorain, d'Augy (Aisne), vint réclamer mes soins, dans le courant de juin 1863, pour un lupus envahissant le nez, les angles internes des yeux et la lèvre supérieure. Cette malade avait déjà suivi, à Paris, un traitement à la suite duquel une partie des os propres du nez s'étaient exfoliés. Après un mois de traitement, cette dame retournait dans sa famille parfaitement guérie, et M. le maire de sa commune me remerciait, quelques jours plus tard, par une lettre que je conserve comme souvenir d'un service rendu.

Deuxième Observation.

M. David, boulanger à Saint-Genis (Charente-Inférieure), vint nous consulter pour un lupus dont l'invasion remonte à plusieurs années. Cette affection, traitée par des caustiques appliqués sans raisonnement, avait fait d'effrayants ravages ; il existait dans l'angle interne de l'œil droit une plaie hideuse d'environ 3 centimètres de profondeur sur 5 centimètres de largeur. Les os de la paroi interne de l'orbite étaient en partie nécrosés. Ce fut dans ces conditions que j'entrepris cette cure. Aujourd'hui, fin août, la plaie est très-belle, beaucoup moins profonde; les os sont exfoliés, les bords affaissés, enfin tout me fait croire à une guérison prochaine.

Troisième Observation.

Mme Pitet, rue Rochechouart, 12, à Paris, vint réclamer mes soins pour un lupus qui lui a dévoré une partie des ailes du nez et qui s'étendait à la lèvre supérieure. En quelques jours de traitement, cette affection, dite incurable, était guérie sans douleur, ni cessation de travail.

Quatrième Observation.

Mme R..., de Charenton-le-Pont (Seine), était atteinte d'un eczéma chronique de la peau, envahissant les deux lèvres, le menton, le nez, une partie des joues et menaçant le reste de la face. Au bout d'un mois de traitement, la malade m'adressait des félicitations et, un peu plus tard, j'avais le bonheur de constater la guérison complète.

Nous pouvons donner aux personnes qui le désireraient le nom de cette malade, que les convenances ne nous permettent pas de livrer à la publicité.

Mme Clarisse Goberville, faubourg Montmartre, 29, à Paris, se présenta à ma consultation pour un lupus du nez, traité infructueusement pendant quinze mois par un grand nombre de médecins.

Il me fallut trois mois pour guérir cette affection devenue très-grave à la suite de cautérisations mal comprises.

Je crois inutile de m'étendre davantage; mon but était de faire comprendre les avantages de ma spécialité, et surtout do mettre les malades en garde contre la négligence qu'ils apportent souvent au début de cette terrible affection. Je serai bien heureux si ces pages contribuent à arracher à la mort quelques-unes des nombreuses victimes du cancer.

Anc. Mon BÉNARD. — Imp. SERISGE Frères, place du Caire, 2.

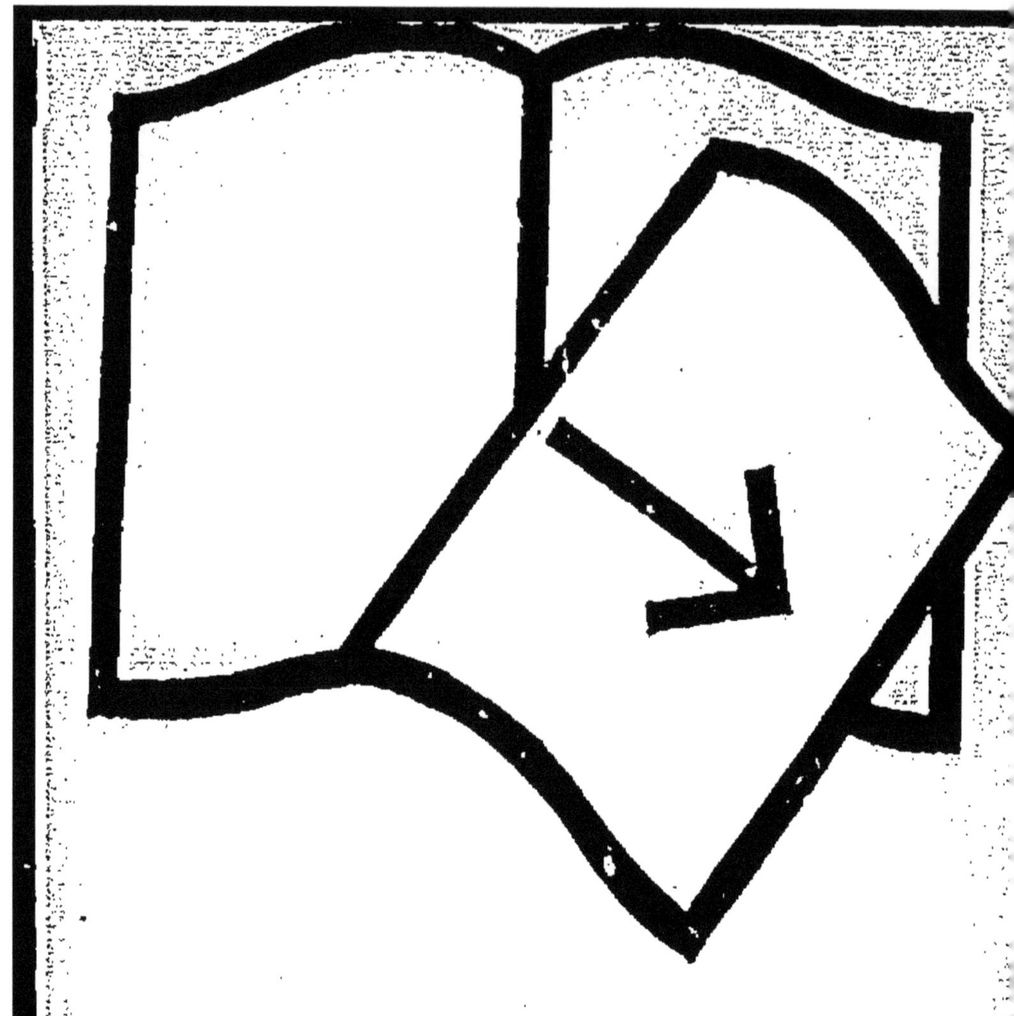

Documents manquants (pages, cahiers...)
NF Z 43-120-13